Hermann Pfrogner   Die sieben Lebensprozesse

Hermann Pfrogner

Die sieben Lebensprozesse

Eine musiktherapeutische Anregung

Verlag Die Kommenden · Freiburg

© 1978 Verlag Die Kommenden GmbH, Freiburg
Herstellung Druckhaus Rombach+Co. GmbH, Freiburg
ISBN 3-7823-0122-6

Die folgenden Ausführungen stellen in gewissem Sinne eine Fortsetzung des Abschnitts „Musica humana" meines Buches „Lebendige Tonwelt"[1] dar. Es geht hier um Dinge, die den Rahmen dieses Buches gesprengt hätten, wenn sie dort aufgenommen worden wären. Wenn eben von Fortsetzung jenes Abschnitts die Rede war, so soll dies nicht heißen, daß das Folgende für sich allein nicht verständlich wäre. Man wird allerdings berücksichtigen müssen, daß gewisse seinerzeit gebrachte Darlegungen hier nicht nochmals wiederholt werden, so z. B. worum es sich bei der „Musica humana", der Musik im Menscheninnern, handelt und wie man sich, auch als Musiker schlechthin, ihr gegenüber zu verhalten habe. Es kann nur ersucht werden, wenn möglich die betreffenden Stellen im letzten Abschnitt der „Lebendigen Tonwelt" selbst nachzulesen.[2]

Wie der Titel der vorliegenden Schrift besagt, handelt es sich um einen umfassenden Bereich unseres von Rudolf Steiner aufgezeigten inneren Lebensgefüges, die von ihm so benannten sieben „Lebensprozesse", oder wie er sagt, „das Leben selber, wie es durch uns flutet"[3], woran wir mit aller gebotenen Verantwortung einige musiktherapeutisch relevante Bemerkungen zu knüpfen wagen möchten. Jedenfalls sei schon eines vorweg bemerkt: Alles, was hier zu lesen steht, ist ausschließlich unter dem Aspekt der ,,Musica humana" geschrieben und darf nur so verstanden werden, weil es sonst zu übelsten Verirrungen führen würde. Es handelt sich also im Folgenden keineswegs um irgendwelche Kompositionsanregungen im profanen Sinne. Solche Auffassung des Dargebotenen wäre verkehrt, ja geradezu verhängnisvoll. Alles ist einzig und allein musiktherapeutisch gemeint.

*

Nach diesen einleitenden Hinweisen wollen wir nun fürs erste anhören, was Rudolf Steiner zu den sieben Lebensprozessen ausführt. Er hat sich verschiedentlich darüber ausgesprochen. Wir bringen eine der wesentlichsten Stellen, einen Ausschnitt aus dem siebenten Vortrag des Zyklus ,,Das Rätsel des Menschen"[4], gehalten in Dornach am 12. August 1916.

,,Wenn Sie gewissermaßen sich besinnen auf die Sinne, so können Sie sagen: In diesen Sinnen spezifiziert sich oder differenziert sich Ihr Organismus ... Zwölf gesonderte Gebiete des menschlichen Organismus haben wir in diesen Sinnesgebieten. Die Sonderung, daß jedes für sich ein Gebiet ist, das bitte ich Sie besonders festzuhalten; denn wegen dieser Sonderung kann man diese ganze Zwölfheit in einen Kreis einzeichnen, und man kann zwölf getrennte Gebiete in diesem Kreise unterscheiden (siehe Zeichnung).

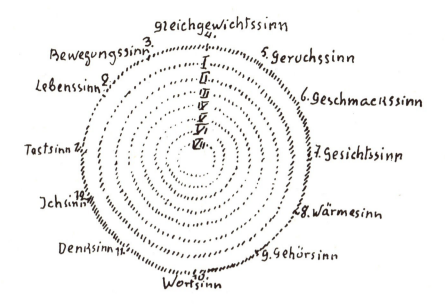

Das ist anders, als es nun mit den Kräften steht, die gewissermaßen tiefer im Menschen liegen als diese Sinneskräfte. Der Sehsinn ist an das Auge gebunden, ist ein gewisser Bezirk im menschlichen Organismus. Der Hörsinn ist an den Hörorganismus gebunden, wenigstens in der Hauptsache; er braucht ihn aber nicht allein; es wird mit viel mehr im Organismus gearbeitet, es wird mit einem viel weiteren Bezirk gehört als durch das Ohr; aber das Ohr ist der normalste Hörbezirk. Alle diese Sinnesbezirke werden von dem Leben gleichmäßig durchflossen. Das Auge lebt, das Ohr lebt, was dem Ganzen zugrunde liegt, lebt; was dem Tastsinn zugrunde liegt, lebt – alles lebt. Das Leben wohnt in allen Sinnen, es geht durch alle Sinnesbezirke durch.

Wenn wir dieses Leben weiter betrachten, so stellt es sich wiederum differenziert heraus. Es gibt nicht nur *eine* Kraft des Lebens. Sie müssen schon unterscheiden, es ist etwas anderes, der Lebenssinn, durch den wir das Leben wahrnehmen, als das was ich jetzt bespreche. Ich bespreche jetzt das Leben selber, wie es durch uns flutet; das differenziert sich in uns selber wiederum, und zwar in der folgenden Weise (siehe Zeichnung).

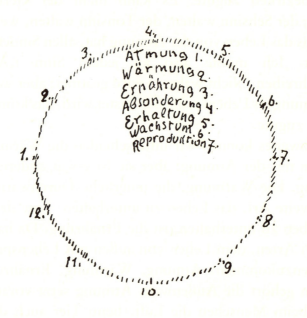

Die zwölf Sinne müssen wir uns gleichsam ruhend denken im Organismus. Das Leben aber pulsiert durch den ganzen Organismus, und das Leben ist wiederum differenziert.

Da haben wir zunächst etwas, was in einer gewissen Weise in allem Lebendigen sein muß: die Atmung. Jenes Verhältnis zur Außenwelt, das die Atmung ist, muß gewissermaßen in jedem Lebendigen sein. Ich kann mich jetzt nicht im einzelnen darauf einlassen, wie es wiederum für die Tiere, Pflanzen und Menschen differenziert ist; aber in jedem Lebendigen ist in einer gewissen Weise die Atmung. Die Atmung des Menschen wird immer wieder erneuert durch etwas, was er von der Außenwelt aufnimmt; das kommt allen Sinnesbezirken zugute. Es kann nicht der Geruchssinn walten, der Sehsinn walten, der Tonsinn walten, wenn nicht das, was das Leben von der Atmung hat, allen Sinnen zugute kommt. Ich müßte also zu jedem Sinn ,,Atmung" dazuschreiben. Nicht wahr, es wird geatmet; aber was durch die Atmung als Lebensprozeß geleistet wird, das kommt allen Sinnen zugute.

Als zweites können wir unterscheiden die Wärmung. Sie tritt ein mit der Atmung; aber sie ist etwas anderes als die Atmung. Die Wärmung, die innerliche Durchwärmung ist eine zweite Art, das Leben zu unterhalten. Eine dritte Art, das Leben zu unterhalten, ist die Ernährung. Da haben wir die drei Arten, dem Leben von außen mit Lebensprozessen entgegenzukommen: Atmung, Wärmung, Ernährung. Zu alledem gehört die Außenwelt. Atmung setzt voraus einen Stoff, beim Menschen die Luft, beim Tier auch die Luft. Wärmung setzt voraus eine ganz bestimmte Wärme der Umgebung, zu der wir uns in eine Beziehung setzen . . . Ebenso ist die Ernährung notwendig, insoweit wir den Lebensprozeß als Erdenprozeß betrachten.

Jetzt kommen wir mit den Lebensprozessen mehr ins Innere. Da haben wir den nächsten Prozeß, der schon mehr dem Inneren angehört, das, was man nennen könnte die Umformung, die Verinnerlichung dessen, was aufgenommen worden ist von außen, die Umwandlung, die Verwandlung des von außen Aufgenommenen. Ich möchte, konform mit der Art, wie wir das einmal früher benannt haben, diese Umformung wiederum mit denselben Ausdrücken bezeichnen. Es gibt in der Wissenschaft noch keine Ausdrücke dafür; man muß sie erst prägen, weil man alle diese Dinge noch nicht unterscheidet. Diese innerliche Umformung dessen, was von außen aufgenommen wird, die also rein inneren Prozessen unterliegt, die können wir wiederum uns vierfach vorstellen. Das erste, was innerlich auftritt nach der Ernährung, ist die innere Absonderung. Absonderung ist es schon, wenn nur das aufgenommene Nahrungsmittel dem Körper mitgeteilt wird, wenn es ein Glied im Organismus wird. Es ist nicht nur die Absonderung nach außen, sondern die Mitteilung desjenigen, was durch die Nahrungsmittelsubstanz aufgenommen wird, im Inneren. Die Absonderung besteht zum Teil in Abgabe nach außen oder aber in der Aufnahme der Nahrungsmittel. Das ist eine Absonderung durch diejenigen Organe, die eben der Nahrung dienen: Absonderung in den Organismus hinein. Was so abgesondert ist in den Organismus hinein, das muß erhalten werden im Lebensprozeß, das ist wiederum ein besonderer Lebensvorgang für sich, den wir als Erhaltung bezeichnen müssen. Damit aber das Leben bestehen kann, muß es nicht nur das, was es aufnimmt, erhalten, sondern es muß es vergrößern. Jedes Lebendige unterliegt einer innerlichen Vermehrung: Wachstumsprozeß im weitesten Sinne; Wachstumsprozeß gehört zum Leben, Erhaltung und Wachstum.

Und dann gehört zum Leben hier auf Erden die Hervorbringung des Ganzen; der Wachstumsprozeß erfordert nur, daß ein Glied das andere hervorbringt. Reproduktion ist ein Prozeß, der höher ist als das bloße Wachstum, der das gleiche Individuum hervorbringt.

Außer diesen Prozessen gibt es keinen weiteren Lebensprozeß mehr innerlich. In sieben Prozesse zerfällt das Leben. Aber wir können das nicht Bezirke nennen, sondern diese sieben kommen allen zwölf Bezirken zugute, diese sieben Lebensprozesse beleben alles. Wir müssen daher, wenn wir das Verhältnis dieser sieben zu den zwölf ins Auge fassen, sagen: Wir haben 1. Atmung, 2. Wärmung, 3. Ernährung, 4. Absonderung, 5. Erhaltung, 6. Wachstum, 7. Reproduktion, aber so, daß sie doch zu allen Sinnen in einem Verhältnis stehen, daß das durch alle Sinne gewissermaßen strömt, daß das Bewegung ist (siehe Zeichnung). Wir müssen gewissermaßen den Menschen, insofern er ein lebender Mensch ist, so darstellen, daß er zwölf getrennte Sinnesbezirke hat, und daß durch diese das siebenfältige Leben pulst, das in sich bewegte siebenfältige Leben.

Schreiben Sie zu den zwölf Bezirken die Tierkreiszeichen dazu, dann haben Sie den Makrokosmos; schreiben Sie dazu die Sinnesbezirke, dann haben Sie den Mikrokosmos. Schreiben Sie zu den sieben Lebensprozessen die Zeichen der Planeten, so haben Sie den Makrokosmos; schreiben Sie die Namen für die sieben Lebensprozesse, so haben Sie den Mikrokosmos. Und wie sich im Makrokosmos die Planeten verhalten zu den Tierkreisbildern, durch die sie durchgehen, so geht der lebendige Lebensprozeß durch die ruhenden Sinnesbezirke immer hindurch, durchströmt sie. Sie sehen, noch in mancher Beziehung ist der Mensch ein Mikrokosmos."

*

Es gibt also, wie wir soeben hörten, die sieben Lebensprozesse Atmung, Wärmung, Ernährung, Absonderung, Erhaltung, Wachstum, Reproduktion. Nun gibt es wiederum in der Musik sieben diatonische Intervalle und deren komplementäre Umkehrungen, wie Quinte und Quarte usw. Da zwischen Mensch und Musik tiefe Beziehungen walten, liegt es daher überaus nahe, sich zu fragen, welche der sieben diatonischen Intervalle oder ihrer Umkehrungen zu den sieben Lebensprozessen Bezug haben könnten.

Welches Intervall hat Bezug zur Atmung? Auf diese Frage wird uns die Antwort leicht gemacht, denn wir besitzen einen ausdrücklichen Hinweis Rudolf Steiners, der hier die Quinte nennt.[5] Wir sind bereits in unserer „Lebendigen Tonwelt" darauf zu sprechen gekommen.[6] Wir verwiesen dort unter anderem auch auf die Zahlrückbindung im Bau der Lunge (2:3 = Quintproportion), indem der linke Lungenflügel zwei, der rechte Lungenflügel drei Lappen aufweist und das gesamte pythagoräische Tonsystem ganz und gar im Zeichen des zahlengesetzlichen Zusammenhangs von Atem/Puls einerseits und Lunge andererseits steht.[7]

Atem/Puls

```
┌─────────────────┐
1  :  2  :  3  :  4
      └─────┘
```

Lunge

Ein wesentliches Merkmal der Quinte ist, daß die Torflügel dieses Intervalls nach oben offen stehen.

Es ist dies deshalb wichtig, weil wir in der Atmung die erste „Art" vor uns haben, „dem Leben von außen mit Lebensprozessen entgegenzukommen"[8], wie es sich ja wohl im Falle der Atmung von selbst versteht.

Mit der Quinte hat Rudolf Steiner uns zugleich einen wesentlichen Wink gegeben, wie wir in Hinblick auf den Bezug der anderen diatonischen Intervalle zu den Lebensprozessen weiterkommen können. Die Quinte gehört zu den großen diatonischen Intervallen. Wir werden also demgemäß unter den großen diatonischen Intervallen weiterzuforschen haben, in welchem Bezug zu den Lebensprozessen sie stehen könnten.

Der nächste Lebensprozeß ist die Wärmung. Hier bietet sich unter den großen diatonischen Intervallen unwillkürlich die große Sext an.

Wem wäre nicht schon beim Anhören der großen Sext buchstäblich warm ums Herz geworden? Was in diesem Zusammenhang gleichfalls für die große Sext spricht, ist der Umstand, daß wir es hier gleichfalls mit einem Intervall zu tun haben, dessen Torflügel nach oben offen stehen. Und nun ist ja die Wärmung die zweite „Art, dem Leben von außen mit Lebensprozessen entgegenzukommen"[9]. Verbinden wir damit das vorhin Gesagte, so spricht viel dafür, die große Sext dem Lebensprozeß Wärmung zuzuteilen.

Ein drittes Intervall, dessen Torflügel gleichfalls nach oben offen stehen, ist die große Sept.

Sollte dieses Intervall etwas mit dem Lebensprozeß Ernährung zu tun haben? Diese Frage scheint nicht leicht zu beantworten. Indessen erhalten wir hier von anderer Seite Hilfe, und zwar von den kleinen diatonischen Intervallen in

Zusammenhang mit den „inneren Bewegungen", wie wir diesen in unserer „Lebendigen Tonwelt" dargestellt haben.[10] Es hat sich uns dort ergeben, daß die von Rudolf Steiner so benannten sieben „inneren Bewegungen"[11] mit den kleinen diatonischen Intervallen in folgendem Bezug stehen:[12]

„Innere Bewegungen"	Intervallbewegungen
Aufrechtbewegung	Prim
Denkbewegung	Quart
Sprechbewegung	große Sekund
Blutbewegung	kleine Terz
Atembewegung	große Terz
Drüsenbewegung	kleine Sekund
Reproduktionsbewegung	Tritonus

Ordnen wir die entsprechenden komplementären Intervalle in Hinblick auf „Lebensprozesse" und „innere Bewegungen" einander gegenüber, so ergibt sich:

Lebensprozeß	Innere Bewegung
Atmung – Quinte	Denkbewegung – Quarte
Wärmung – große Sext	Blutbewegung – kleine Terz
Ernährung – große Sept	Drüsenbewegung – kleine Sekund

Es findet also ein Gegenübertreten von Atmung und Denkbewegung, Wärmung und Blutbewegung, Ernährung und Drüsenbewegung statt. Daß Atmen und Denken etwas miteinander zu tun haben, ist von Rudolf Steiner immer wieder hervorgehoben worden: „Im Kopfe ist das Atmen nämlich metamorphosiert und alle Funktionen des Denkens bis eben zum Verarbeiten der Wahrnehmungen sind nichts als ein nach oben, also nach der Weiterentwicklung gestaltetes Atmen."[13] Gerade der Atmungsprozeß ist „für das Aufnehmen von abstrakten Gedanken" ein dringliches Erfordernis: „Durch den Atmungsprozeß ist gerade die menschliche Abstraktionskraft wesentlich bedingt. Daß der Mensch abstrahieren kann, daß er abstrakte Gedanken fassen kann, das hängt auch physiologisch mit seinem Atmungsprozeß zusammen."[14] Das Gegenübertreten von Quinte und Quarte ist also sehr wohl begründet. Daß Wärmung und Blutbewegung etwas miteinander zu tun haben, steht wohl außer Zweifel und bedarf nicht erst besonderer Begründung. Das Gegenübertreten von großer Sext und kleiner Terz versteht sich also von selbst. Zweifellos haben aber auch Ernährung und Drüsenbewegung etwas miteinander zu tun. Steht die Drüsenbewegung in Bezug zur kleinen Sekund, so gewinnt damit der Bezug des Lebensprozesses Ernährung zur großen Sept eine unübersehbare Bestätigung.

Wir kommen nun zum vierten Lebensprozeß, der Absonderung. Eigentlich müßte man sie als „Absonderung nach innen" ansprechen, geht es doch um „die Umformung, die Verinnerlichung dessen, was aufgenommen worden ist von außen"[15]. Rudolf Steiner spricht zwar immer wieder auch von der „Absonderung nach außen"[16], aber diese meint er hier nicht, sondern „die Mitteilung desjenigen, was durch die Nahrungsmittelsubstanz aufgenommen wird, im Inneren"[17]. Er sagt ganz eindeutig: „Absonderung in den Organismus hinein."¹⁸ In diesem Sinne heißt es denn auch generell: „Jetzt kommen wir mit den Lebensprozessen mehr ins Innere."¹⁹

Es mag vielleicht auf den ersten Blick erstaunen, daß wir dem Lebensprozeß „Absonderung nach innen" die Oktave als Intervall zuweisen.

Die Oktave ist ein Ausnahmeintervall unter den übrigen Intervallen, über ihre Sonderart ist vielerlei,²⁰ nicht zuletzt von Rudolf Steiner, ausgeführt worden.²¹ Ihre Eigenart besteht unter anderem darin, daß ihre Torflügel gleichermaßen nach außen wie innen aufgehen. Sie entspricht von dieser Seite her einem Lebensprozeß, mit dem wir „mehr ins Innere kommen". Der Vergleich der Oktave mit dem Komplementärintervall Prim scheint uns nicht weiterzubringen, denn diese steht in Bezug zur inneren „Aufrechtbewegung", und was hat diese, so möchte man fragen, mit der „Absonderung nach innen" zu tun? Das Rätsel löst sich zur allgemeinen Zufriedenheit, wenn wir Rudolf Steiners „Okkulte Physiologie" zu Rate ziehen und dort nachlesen, was über den Absonderungsprozeß ausgesagt wird. Rudolf Steiner stellt hier, „um unsere Gedanken hinüberzuführen zu der wesentlichen Natur eines Absonderungsprozesses"²², zunächst einen anderen Begriff vor, „der allerdings nur eine entfernte Ähnlichkeit mit dem Absonderungsprozesse hat, uns aber dazu hinüberführen kann: nämlich den Begriff des *Gewahrwerdens unseres Selbst*"²³. Wo aber werden wir in der

Musik erlebnismäßig mehr ‚‚unseres Selbst gewahr'' als im Falle der Oktave? An anderer Stelle sagt Rudolf Steiner in obigem Zusammenhang weiter: ‚‚Und dadurch, daß überhaupt in unserem Organismus abgesondert wird, daß wir Absonderungsorgane haben, dadurch ist die Möglichkeit gegeben, daß unser Organismus eine in sich abgeschlossene, sich selbst erlebende Wesenheit ist . . . So haben wir in den Absonderungsprozessen wichtige Prozesse des menschlichen Lebens, nämlich diejenigen Prozesse, wodurch sich der lebendige Organismus in sich selbst abschließt.''[24] Was hier zu Absonderungsprozessen im allgemeinen ausgeführt wird, gilt natürlich auch im besonderen von der ‚‚Absonderung nach innen''. Auch in diesem Punkte bietet sich die Oktave zum Vergleich an. Ist nicht die Tonleiter erst dank der Oktave ein in sich selber abgeschlossener Organismus? Wir haben aber noch weitere Argumente anzuführen und zwar aus dem Zyklus ‚‚Das Rätsel des Menschen'', aus dem wir eingangs zitiert haben. Rudolf Steiner führt hier an späterer Stelle aus, daß einzelne der sieben Lebensprozesse entweder unter ahrimanischem oder luziferischem Einfluß stehen.[25] So hat Ahriman Einfluß auf Atmung, Wärmung, Ernährung, Luzifer auf Erhaltung, Wachstum, Reproduktion.

ahrimanisch	{	1. Atmung	— Verbrauchen
		2. Wärmung	— Verbrennen
		3. Ernährung	— Ablagerung
		4. Absonderung	
luziferisch	{	5. Erhaltung	— Verhärtung
		6. Wachstum	— Reifung
		7. Reproduktion	— Generation[26]

„Die Absonderung scheidet in gewisser Weise aus"[27], heißt es hier bei Rudolf Steiner. Nun, nimmt nicht die Oktave unter den diatonischen Intervallen eine Sonderstellung ein, wie die Absonderung nach innen unter den Lebensprozessen? Ist nicht die Oktave das integerste Intervall, abhold jeder Abweichung, die sich sofort peinlichst bemerkbar macht, wenn unrein intoniert wird? Alle Intervalle sind auf dem Klavier zufolge der Temperatur unrein und müssen es hinnehmen. Einzig und allein die Oktave beugt sich auf dem Klavier diesem Zwange nicht und fordert strengste Reinhaltung. Dazu kommt, als letztes Argument, daß laut Rudolf Steiner die „Absonderung in den Organismus hinein" im Zeichen der Sonne steht,[28] ein Sonderrang, dem im Tonbereich wohl kein anderes Intervall würdiger entspricht als die Oktave. Sowohl also in Hinblick auf das „Gewahrwerden unseres Selbst" in Zusammenhang mit dem Absonderungsprozeß, als auf das Erleben unseres Organismus als „eine in sich abgeschlossene Wesenheit", wie auch in Hinblick auf das Freibleiben der Absonderung von jedem ahrimanischen und luziferischen Einfluß und schließlich auch auf die Sonnennatur dieses Lebensprozesses scheint uns die Oktave wegen des nur von ihr ausgelösten Erlebens unseres höheren „Selbst", ihrer Funktion bezüglich des „in sich abgeschlossenen" Skalenbaues und schließlich ihres unverletzlichen Reinheitsgebots das rechte Intervall in bezug auf die „Absonderung nach innen" zu sein.

Wir kommen nun zu den letzten drei Lebensprozessen Erhaltung, Wachstum, Reproduktion. Mit ihnen dringen wir schrittweise weiter ins Innere vor. Zugleich stehen uns noch drei große diatonische Intervalle zur Verfügung: die kleine Sext, die kleine Sept und die verminderte Quinte.

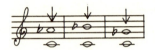

Allen drei Intervallen ist eigen, daß ihre Torflügel ausschließlich nach innen aufgehen, das deckt sich mit dem, was wir brauchen. Von diesen drei Intervallen drängt sich geradezu die verminderte Quinte als Bezugsintervall zum Lebensprozeß Reproduktion in den Vordergrund. Dieses Angebot wird bestätigt von seiten der inneren Bewegung „Reproduktionsbewegung"[29], deren Bezugsintervall der übermäßige Quartschritt ist,[30] das Komplementärintervall zur verminderten Quinte. Auch die verwandte Namensgebung „Reproduktion" und „Reproduktionsbewegung" durch Rudolf Steiner läßt erkennen, daß wir vermuten dürfen, uns hier auf dem rechten Weg zu befinden. So bleiben uns noch die kleine Sext und kleine Sept. Von diesen Intervallen möchten wir die kleine Sept als Bezugsintervall zum Lebensprozeß Erhaltung in Anschlag bringen. Fungiert dieses einwärts gewandte Intervall im harmonischen Zusammenhang doch als ausgesprochenes Stützintervall, das im kompositorischen Ausdrucksgebrauch immer wieder im Sinne eines „Sich-Behauptens gegenüber der Welt"[31] vorkommt. Auch von seiten der inneren Bewegung „Sprechbewegung" finden wir hier wieder Unterstützung, deren Bezugsintervall die große Sekunde ist. Tritt doch die kleine Sept, als Komplementärintervall zur großen Sekunde, im obengenannten Ausdrucksgebrauch ebenso auch im Sinne eines „mit der Sprache aus sich Herausgehens"[32] auf. Das bestätigt uns in unserer Auffassung. So haben wir schließlich als letztes Intervall noch die kleine Sext in Händen, die als Bezugsintervall dem Lebensprozeß „Wachstum" zuzuweisen wäre. Ist dies vertretbar? Wir denken doch, wenn wir berücksichtigen, daß auf vergleichbare Weise die kleine Sext ebenso zwischen den letztaufgegriffenen Intervallen, der kleinen Sept und verminderten Quinte steht, wie der Wachstumsprozeß zwischen den Lebensprozessen Erhaltung und Reproduktion. Auch führt uns die kleine Sext, verglichen mit der kleinen Sept, um einen Schritt weiter ins Innere, so wie uns, nach der Darstellung Rudolf Steiners,[33] der Lebensprozeß Wachstum gegenüber dem Lebensprozeß Erhaltung um einen Schritt weiter ins Innere führt. Dazu kommt schließlich und endlich das letzte seitens der Bezugsintervalle der inneren Bewegungen übriggebliebene Intervall, der große Terzschritt, das Komplementärintervall zur kleinen Sext, in Zusammenhang mit der „Atembewegung". Hier bilden „Wachstum" und innere „Atembewegung" ein Begriffspaar, das sich wohl sehen lassen kann. Letzte Zweifel dürften behoben werden, wenn wir die verschiedenen großen Intervalle in Hinblick auf die Lebensprozesse auf noch zu schildernde Weise in „flutende" Bewegung und damit zu entsprechendem Erlebnis bringen.

Wir geben noch einmal eine komplette Überschau von „Lebensprozessen" und „Inneren Bewegungen" mit den ihnen von uns zugeordneten Bezugsintervallen:

Lebensprozeß		Innere Bewegung	
Atmung	– Quinte	Denkbewegung	– Quarte
Wärmung	– große Sext	Blutbewegung	– kleine Terz
Ernährung	– große Sept	Drüsenbewegg.	– kl. Sekund
Absonderung	– Oktave	Aufrechtbewegg.	– Prim
Erhaltung	– kleine Sept	Sprechbewegg.	– große Sek.
Wachstum	– kleine Sext	Atembewegung	– große Terz
Reproduktion	– verm. Quinte	Reprodukt.bew.	– üb. Quarte

*

In Noten sehen die sieben Bezugsintervalle zu den „Lebensprozessen" so aus:

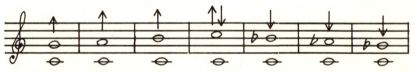

Atmung Wärmung Ernährung Absonderg. Erhaltung Wachstum Reproduktion

Dazu ist zunächst Folgendes zu sagen: Die kleinen Bezugsintervalle zu den „inneren Bewegungen" sind nicht grundtonbezogen, sondern treten auf jeder Stufe rein melodisch auf. Dabei sind die beiden Töne des Intervalls qualitätsmäßig durchaus gleichwertig. Dagegen sind die großen Bezugsintervalle zu den „Lebensprozessen" ausgesprochen grundtonbezogen, basieren im vorliegenden Falle also ausnahmslos auf Grundton C. Außerdem sind beide Töne der Intervalle qualitätsmäßig durchaus nicht gleichwertig. Der obere Ton bildet jeweils das „Tor", durch das Kontakt aufgenommen werden soll zu der betreffenden *Lebenssphäre*. Wir bezeichnen diesen oberen Ton deshalb als „Lebenstor". Der untere Ton, der Grundton hingegen, bildet das „Tor" zum jeweiligen *Sinnesbezirk,* der vom Lebensprozeß durchflutet werden soll. Wir bezeichnen diesen unteren Ton deshalb als „Sinnestor".

Lebenstor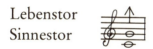
Sinnestor

Wie dieses „Durchflutetwerden" musikalisch konkret vollzogen wird, soll später erörtert werden. Hier ist zunächst noch zu bemerken, daß als „Sinnestor" durchaus nicht bloß der Ton C in seiner Eigenschaft als Grundton der sieben großen Intervalle zu fungieren braucht. Ton C ist hier ja bloß „Sinnestor" zu einem *einzelnen* Sinnesbezirk. Nun haben wir aber, wie wir durch Rudolf Steiner wissen, zwölf Sinnesbezirke. Dementsprechend kann der Grundton auch durchaus zwölfmal anders gewählt, also transponiert werden, ganz im Sinne der gleichschwebenden Temperatur des

Klaviers. Je nachdem, welchen einzelnen Sinnesbezirk man musiktherapeutisch ansprechen will, wählt man den entsprechenden Grundton und baut darauf die Bezugsintervalle der Lebensprozesse auf. Auf diese Weise ist die erste Grundvoraussetzung für später gegeben, daß jeder einzelne, beliebige Sinnesbezirk wirklich siebenfach „durchflutet" werden kann.

Wir haben in unseren bisherigen Betrachtungen die sieben großen diatonischen Intervalle in Bezug zu den Lebensprozessen zu setzen versucht und sie vorläufig sozusagen als „Tore" zu diesen Lebensprozessen konstituiert. Dieser Vorgang soll nun musikalisch konkretisiert und zu Gehör gebracht werden. Dazu möge nachstehende Tonfolge dienen:

Lebenstor
Sinnestor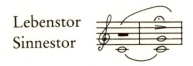

Das Schwergewicht der Betonung liegt, wie ersichtlich, auf dem höheren Intervallton G. Die Konstituierung der übrigen „Tore" zu den anderen Lebensprozessen wird analog konkretisiert:

Lebenstor
Sinnestor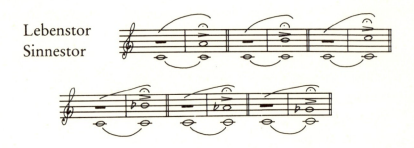

Die Konstituierung der „Tore" zu den Lebensprozessen kann auch eurythmisiert werden. Die Eurythmistin Frau Münch, Berlin, hat anläßlich einer Studientagung der Berliner Musiktherapeutischen Arbeitsstätte im Jahre 1970 dazu folgenden, überaus einprägsamen Vorschlag ausgearbeitet: Die Teilnehmer des Studienkurses wurden in zwei Gruppen aufgeteilt und traten einander in zwei Reihen gegenüber. Im Falle des Lebensprozesses „Atmung" brachte die eine Reihe zunächst den Grundton C und ging dann ins G empor im selben Augenblick, als die zweite Reihe auf sie mit der Quintgebärde zueilte, so als wollte sie mit der Quintgebärde den von der ersten Reihe gebrachten Ton G vollends „zum Leben erwecken". Dieser Vorgang wurde im Falle der anderen Lebensprozesse mit den entsprechenden Tönen und Intervallgebärden wiederholt und hinterließ bei allen Teilnehmern einen tiefgreifenden Eindruck. Es versteht sich von selbst, daß je nach Transposition der „Tore" der Lebensprozesse auf andere Tonhöhen die eurythmische Darstellung entsprechend modifiziert werden kann.

*

Rudolf Steiner kann in seiner Darlegung der Lebensprozesse nicht oft genug darauf zurückkommen, daß „alle Sinnesbezirke von dem Leben gleichmäßig *durchflossen*" werden. „Das Leben wohnt in allen Sinnen, *es geht durch alle Sinnesbezirke durch*"[35]. Von den Lebensprozessen wird gesagt, „daß sie zu allen Sinnen in einem Verhältnis stehen, daß *das durch alle Sinne strömt, daß das Bewegung ist*"[36]. Es heißt gleich anschließend: „Wir müssen gewissermaßen den Menschen, insofern er ein lebender Mensch ist, so darstellen, daß er zwölf getrennte Sinnesbezirke hat, und *daß durch diese das siebenfältige Leben pulst, das in sich bewegte siebenfältige Leben.*"[37] Und abrundend erklärt Rudolf Steiner: „So geht der lebendige Lebensprozeß durch die ruhenden Sinnesbezirke *immer* hindurch, *durchströmt* sie."[38]

Es wird uns deshalb auf entscheidende Weise darauf ankommen, diesem „Durchflossenwerden" jedes einzelnen, in sich ruhenden Sinnesbezirkes durch alle sieben Lebensprozesse, dem „in sich bewegten siebenfältigen Leben", möglichst zu entsprechen. Zu diesem Zwecke müssen wir unsererseits die zu den verschiedenen Lebensprozessen in Bezug gebrachten, großen diatonischen Intervalle ihrerseits gleichfalls „in flutende Bewegung" bringen. Dies soll im Falle des Lebensprozesses Atmung folgendermaßen geschehen, indem wir eine „Quintwelle" durch das in sich ruhende, durchgehaltene „Sinnestor" C „hindurchströmen" lassen:

Atmung
(„Quintwelle")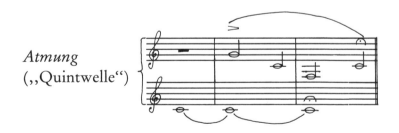

Hierdurch wird zweierlei bewirkt:

Die nach abwärts in Bewegung gebrachte Quinte G – C wird erlebbar *nach innen* getragen durch die nächstfolgende Abwärtsquinte C – F und wieder aufwärts geführt durch die Quinte F – C. Der durchgehaltene Ton C wird mithin quinthaft „durchwellt". Der abwärtsgerichteten Quinte C – F kommt in der Tat besondere Bedeutung im Sinne spürbarer *Verinnerlichung* zu.

Es wird aber noch ein Zweites bewirkt und zwar das *eigentlich* Wesentliche, worauf es im ganzen Zusammenhang letztlich ankommt: Der Quintenschlag C – F – C bringt den durchgehaltenen Ton C („Sinnestor") dazu, *in sich selbst* eine aufwärtsgerichtete „Quintmelodie im Ton" auszuführen. Man verfolge im gesamten musikalischen Zusammenhang, was sich ereignet: Durch das Auftreten des Tones G wird der untere, durchgehaltene Ton C zunächst zu einem *unteren* Quintton:

Beim nächsten Tonschritt geht das obere C durch das untere C durch, beide Töne vereinigen sich im *Grundton:*

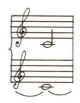

Beim nun folgenden Tonschritt geht das obere C zum F hinab, wodurch das durchgehaltene C zum *oberen* Quintton des Intervalls F – C wird, es wird *innerlich* in die Rolle eines *oberen Quinttons* emporgehoben, es führt so eine „Quintmelodie im Ton" aus:

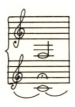

Der letzte Tonschritt endlich bringt wieder die abschließende Vereinigung beider C-Töne im *Grundton:*

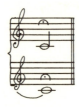

Es ist von entscheidender Wichtigkeit, diese „Quintmelodie im Ton", dieses *innerliche Emporgehobenwerden* des in sich ruhenden C vom Grundton zum Quintton und sein Wieder-Herabsinken zum Grundton real zu verfolgen und aufs innerlichste mitzuerleben. Die Wirkung auf die dafür offene Seele ist unbeschreiblich. Denn es läßt sich erfühlen, wie hier tatsächlich etwas vom Lebensprozeß „Atmung" musikalisch erlebbare Wirklichkeit wird. Analoges ist später beim Miterleben der „Sextmelodie im Ton" und der weiteren „Melodien im Ton" zu erfühlen. Dieses Erlebnis kann allerdings nur dann voll und ganz vermittelt werden, wenn man sich *nicht* eines *Klaviers* bedient. Es muß nämlich das in sich ruhende C des „Sinnestores" ganz konkret *von Anfang bis Ende durchgehalten* werden, damit die innerlichen „Melodien im Ton" wirklich zustandekommen, und das ist nur möglich, wenn dieses C von einem *Streichinstrument* intoniert wird.

Es versteht sich, daß der eben beschriebene Durchquintungsvorgang in bezug auf den Lebensprozeß Atmung mit allen seinen dargelegten Eigenheiten *zwölfmal transponiert* werden kann und damit erreicht wird, daß *jeder einzelne* der zwölf Sinnesbezirke der „Durchatmung" teilhaftig wird, wie Rudolf Steiner es so nachdrücklich fordert.

Wir geben im Folgenden, alles auf Basis „Sinnestor" C bezogen, die übrigen „Wellenbewegungen" der anderen Intervalle in bezug auf die Lebensprozesse:

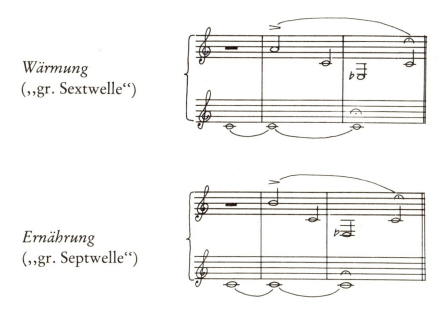

Wärmung
(„gr. Sextwelle")

Ernährung
(„gr. Septwelle")

*Absonderung
nach innen*
(„Oktavwelle")
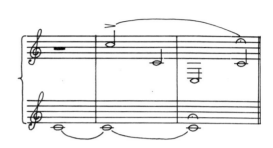

Erhaltung
(„kl. Septwelle")
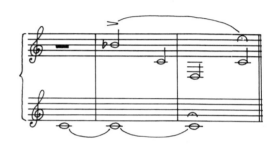

Wachstum
(„kl. Sextwelle")
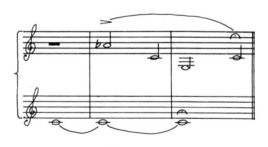

Reproduktion
(„verm. Quintwelle")
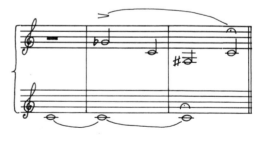

Dank der sieben intervallischen „Wellenbewegungen" und der dadurch im durchgehaltenen Ton des „Sinnestores" geweckten „Melodie" ist erreicht, daß, ins Musikalisch-Therapeutische übertragen, das in sich bewegte siebenfältige Leben – bei entsprechender Transposition – wirklich durch jeden einzelnen, in sich ruhenden Sinnesbezirk des Zwölferkreises fluten kann.

*

Wir stellen nochmals alle sieben intervallischen „Wellenbewegungen" schematisch nebeneinander:

„Lebenstore"

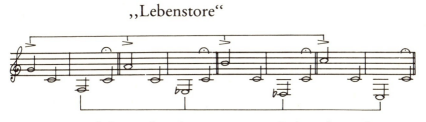

„nach innen hereingenommene Lebenskontakte"

„Lebenstore"

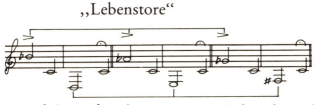

„nach innen hereingenommene Lebenskontakte"

Überschauen wir die sieben als „Lebenstore" bezeichneten Töne (G, A, H, C, B, As, Ges) und die sieben als „nach innen hereingenommenen Lebenskontakte" bezeichneten Töne (F, Es, Des, C, D, E, Fis), so stellt sich heraus, daß diese Töne ihrerseits bereits den gesamten Zwölfkreis abschreiten. Also schon allein auf der Basis „Sinnestor" C wird auf solche Weise auch hier der komplette Zwölfkreis in die Wirksamkeit der „in sich bewegten" Siebenheit einbezogen.

In tonsystemlicher Hinsicht ist ferner interessant, daß im Falle der „verminderten Quintwelle" im Zusammenhang mit dem Lebensprozeß Reproduktion wir mit dem Gegenübertreten der Töne Ges und Fis bis unmittelbar an die Grenze der Enharmonik gelangen, die bekanntlich unser gesamtes Tonsystem zu einer „Ganzheit" zusammenschließt.[39] Das ist um so wichtiger, als nach Aussage Rudolf Steiners der Lebensprozeß Reproduktion dazu dient, das „Ganze" hervorzubringen.[40]

Heben wir die sieben „Lebenstore" (G, A, H, C, B, As, Ges) und im Anschluß daran die sieben „nach innen hereingenommenen Lebenskontakte" (F, Es, Des, C, D, E, Fis) heraus und fügen wir sie in melodischer Abfolge aneinander, so ergibt sich eine Tonlinie, die wir als „Lebenskurve" bezeichnen möchten. Natürlich darf auch hier das „Sinnestor" C als durchgehaltener Fundamentalton nicht vergessen sein:

„Lebenskurve"

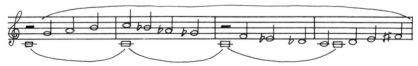

Diese Lebenskurve kann auch eurythmisiert werden, ebenso die vorher im einzelnen dargestellten sieben intervallischen „Wellenbewegungen" („Quintwelle", „Sextwelle", etc.) Ersteres geschah erstmals durch den Verfasser, letzteres durch die Eurythmistin Frau Reeskamp im Musiktherapeutischen Arbeitskreis von „Christophorus", Bosch en Duin, Holland.

Auch der musikalische Gesamtablauf, das heißt, die „Melodie im Ton", die der durchgehaltene Grundton C in sich als „Sinnestor" ausführt, eingebettet in die sieben „Intervallbewegungen", die diese „Melodie" erst in ihm wecken, ist der Eurythmisierung zugänglich. Dies wurde von den beiden Musiktherapeutinnen Fräulein Schüppel und Fräulein Prym an der Musiktherapeutischen Arbeitsstätte, Berlin, erstmals versucht. Es wurde mit Bezug auf den Lebensprozeß „Atmung" von ihnen folgende Form ausgearbeitet, die nachstehend auf Basis C aufgezeigt sei: Die eine Eurythmistin übernimmt die „Quintwelle" G – C – F – C, die andere Eurythmistin die „Quintmelodie im Ton" C. Die erste Eurythmistin betritt die Fläche von links und beschreibt eine große Lemniskate mit den Tönen G – C – F – C. Mit dem ersten und letzten C ist sie immer in der Mitte der Lemniskate angelangt. Die zweite Eurythmistin befindet sich in der Mitte des Raumes, beschreibt eine kleine Lemniskate und macht dabei die Quintgeste als „Melodie im Ton" C. Dies ergibt ein überaus eindrucksvolles Gesamtbild. Natürlich können solche eurythmischen Studien auf alle sieben „Intervallbewegungen" ausgedehnt und, wie schon seinerzeit betont, wiederum zwölfmal transponiert werden.

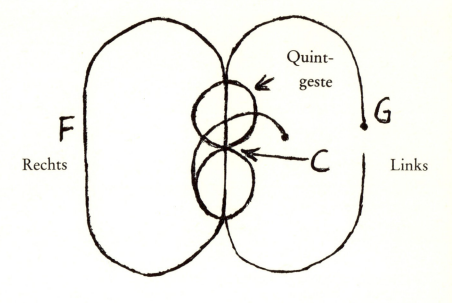

*

Wir wollen nun noch einen anderen Aspekt der Bezugsintervalle der Lebensprozesse kennenlernen, den wir aus später zu nennendem Grunde den „makrokosmischen" Aspekt heißen möchten. Wir ordnen die sieben Intervalle auf nachstehende Weise in den Zwölfkreis ein, wobei wir aus Platzmangel nicht den ganzen Kreis bringen können und uns mit einem Teilausschnitt des Kreisumfangs und dem Kreismittelpunkt begnügen müssen:

H ◆ Kreisumfang

    I.   E   Atmung

   II.   D   Wärmung

  III.   C   Ernährung

  IV.   H   Absonderung

   V.   A   Erhaltung

  VI.   G   Wachstum

 VII.   F   Reproduktion

H ◆ Kreismittelpunkt

Zur Erläuterung unseres Tableaus sei gesagt, daß wir vom oberen H nach E abwärts eine Quinte haben, von H abwärts nach D eine große Sext, von H abwärts nach C eine große Sept, von H nach H, sowohl von oben wie unten gesehen, eine Oktave, sodann vom unteren H nach A aufwärts eine kleine Sept, vom unteren H nach G aufwärts eine kleine Sext, vom unteren H nach F aufwärts eine verminderte Quinte. Das sind also alle uns bereits bekannten Intervalle in der gleichfalls bekannten Reihenfolge in Hinblick auf die Lebensprozesse. Was aber noch mehr frappieren muß, ist der

Umstand, daß diese Anordnung der sieben Lebensprozesse von I bis VII genau den beiden graphischen Darstellungen entspricht, wie sie von Rudolf Steiner anläßlich der Erörterung der Lebensprozesse gegeben und von uns eingangs zitiert wurden.[41] Man halte beides nebeneinander und überzeuge sich davon, daß es sich tatsächlich so verhält.

In Notenschrift stellt dieser Aspekt sich schematisch so dar:

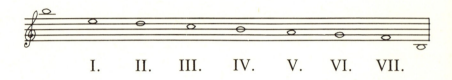

I. II. III. IV. V. VI. VII.

Auf folgende Weise läßt sich obiger Aspekt bewegungsmäßig verlebendigen:

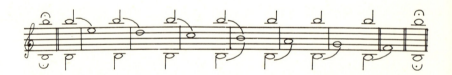

Diese Verlebendigung kann gut auch auf einem Klavier ausgeführt werden. Die zu Anfang und zum Schluß gebrachte Doppeloktave bedeutet das gleichzeitige Ertönenlassen des Peripheriepunktes H und des Kreismittelpunktes H, als Einstimmung und Ausklang. Bei der Klavierausführung käme es darauf an, alle H-Töne schwebend weiterklingen zu lassen, um die entsprechende Wirkung zu erzielen.

Warum aber haben wir den besagten Aspekt ,,makrokosmisch" genannt? Weil er eigentlich in den zwölfgliedrigen *Tierkreis* einzuzeichnen ist. Der obere Ton H an der Kreisperipherie ist Bezugston zum entsprechenden Tierkreisort, das ist hier ,,Jungfrau", wie sich uns noch später ergeben soll. Vorstehender bewegungsmäßig verlebendigter ,,makrokosmischer" Aspekt läßt sich übrigens ebenso eurythmisieren, was erstmals gleichfalls durch die schon genannte holländische Eurythmistin, Frau Reeskamp, im Rahmen des Arbeitskreises für Musiktherapie von ,,Christophorus", Bosch en Duin, erfolgte. Um den makrokosmischen Charakter zu unterstreichen, ließ der damals dem Arbeitskreis vorstehende Arzt Dr. H. H. Engel die Eurythmistin auf dem ersten, langausgehaltenen Ton H die eurythmische Geste für das Tierkreiszeichen ,,Jungfrau" und sodann den Planeten ,,Mond" ausführen, ehe sie mit den darauffolgenden Tonschritten begann.

Mit unserem letztgenannten ,,makrokosmischen" Aspekt läßt sich aber noch eine weitere Interpretation verbinden. Zu diesem Zweck müssen wir die von zwei Oktaven umspannte Tonreihe skalenmäßig mit Tönen auffüllen:

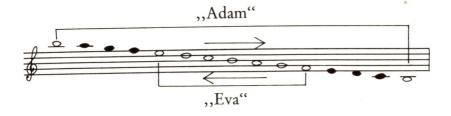

Wir haben an anderer Stelle bereits ausgeführt, daß den sieben diatonischen Tonwerten sieben verschiedene Helligkeitsgrade eigen sind:[42]

F	C	G	D	A	E	H
1	2	3	4	5	6	7

wobei F der dunkelste und H der hellste Ton ist. In der altchinesischen Tonsymbolik ist Helligkeit ein Attribut des „Männlichen", Dunkelheit ein Attribut des „Weiblichen". Auch darauf sind wir anderwärts zu sprechen gekommen.[43] Nun sehen wir in obiger Tonreihe vor uns eine über zwei Oktaven sich abwärts erstreckende H-Skala, in die von F aus eine nach oben strebende Siebenheit eingebettet ist, die durch die darüber eingefügte schwarze Note zur F-Skala ergänzt wird. Verbinden wir die H-Skala mit dem „Männlichen" und die F-Skala mit dem „Weiblichen", so werden wir an Genesis I, 1, 27 gemahnt, an die Schöpfung des „ersten Adam", der von den Elohim noch „männlich-weiblich" gebildet war, wo also das Männliche noch das Weibliche ungeboren in sich schloß, wie bei uns die zweioktavige abwärtsgerichtete H-Skala die einoktavige aufwärtsgerichtete F-Skala. Aus diesem Grunde haben wir die abwärtsgerichtete H-Skala mit „Adam" überschrieben, womit wohlverstanden nur der „erste Adam", auch „Adam Kadmon" genannt, gemeint ist. Immerhin wäre dann Ton H so etwas wie der Skalengrundton für den H-Menschen oder für „Adam", und Ton F der Skalengrundton für den F-Menschen oder für „Eva". Baut man darauf unsere „Lebenskurve" auf, so führt dies zu folgenden Ergebnissen:

H-Mensch (,,Adam")

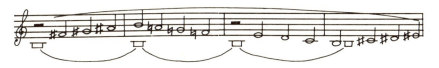

F-Mensch (,,Eva")

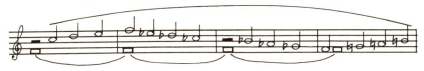

Auch diese beiden Tonfolgen wurden von Frau Reeskamp eurythmisiert. Dazu gab Dr. H. H. Engel folgende Anweisungen:

H-Mensch (,,Adam")

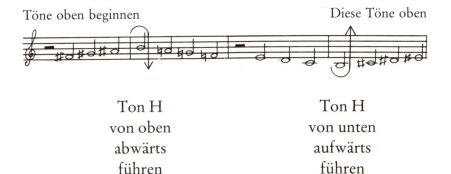

Töne oben beginnen	Diese Töne oben
Ton H von oben abwärts führen	Ton H von unten aufwärts führen

F-Mensch („Eva")

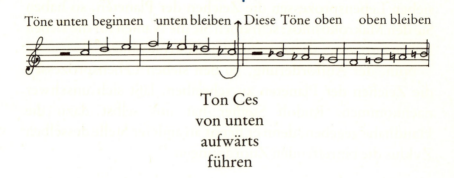

Zu der so angegebenen Gestik des „F-Menschen" bemerkte Dr. H. H. Engel: „Jetzt erst kann man sagen: Das Ewig-Weibliche zieht uns hinan." Zur Begründung, weshalb bei der Gestik des „H-Menschen" das H *zweimal* anders geführt wird, einmal von oben nach unten, dann wieder von unten nach oben, gab er an: „Das kommt daher, weil „Adam", zum Unterschied von „Eva", *zweimal* geschaffen wird."

*

Rudolf Steiner schließt seine vorzitierten Ausführungen über die Lebensprozesse mit den Worten: „Schreiben Sie zu den zwölf Bezirken die Tierkreiszeichen dazu, dann haben

Sie den Makrokosmos; schreiben Sie dazu die Sinnesbezirke, dann haben Sie den Mikrokosmos. Schreiben Sie zu den sieben Lebensprozessen die Zeichen der Planeten, so haben Sie den Makrokosmos; schreiben Sie die Namen für die sieben Lebensprozesse, so haben Sie den Mikrokosmos."[44]

Nun, der Aufforderung, zu den sieben Lebensprozessen die Zeichen der Planeten zu schreiben, läßt sich unschwer nachkommen. Rudolf Steiner hat uns selbst dazu die Handhabe gegeben, denn er nennt an anderer Stelle desselben Zyklus die betreffenden Zuordnungen:[45]

> Atmung — Saturn
> Wärmung — Jupiter
> Ernährung — Mars
> Absonderung — Sonne
> Erhaltung — Venus
> Wachstum — Merkur
> Reproduktion — Mond

Auch mit der Zuordnung der Töne zu den Planeten – die hier nur vollständigkeitshalber einbezogen sei – hat es keine Schwierigkeit. Rudolf Steiner hat diese anderwärts mitgeteilt:[46]

G – Saturn, A – Sonne, H – Mond, C – Mars, D – Merkur, E – Jupiter, F – Venus

Was das Inbezugsetzen von Tierkreis und Sinnesbezirken betrifft, so hat Rudolf Steiner innerhalb unseres Zyklus sich nicht dazu geäußert. Doch ist er in anderem Zusammenhang darauf zu sprechen gekommen.⁴⁷ Wir folgen nachstehend der Aufzählung und Benennung der Sinne, wie Rudolf Steiner sie noch im ferneren Verlaufe des zitierten Zyklus angibt:⁴⁸

1. Ichsinn — Widder

2. Denksinn — Stier

3. Sprachsinn — Zwillinge

4. Tonsinn — Krebs

5. Wärmesinn — Löwe

6. Sehsinn — Jungfrau

7. Geschmackssinn — Waage

8. Geruchssinn — Skorpion

9. Gleichgewichtssinn — Schütze

10. Bewegungssinn — Steinbock

11. Lebenssinn — Wassermann

12. Tastsinn — Fische

Nun wollen wir den Versuch wagen, Töne zu den Tierkreisorten in Beziehung zu bringen. Um hier kein Mißverständnis aufkommen zu lassen, sei jedoch sofort mit

Nachdruck betont, daß die nachfolgend genannten Töne durchaus nicht *unmittelbar* mit den Tierkreisorten in Beziehung stehen, sondern nur *mittelbar* eine ,,Brücke" dahin schlagen. Ein C, ein G kann hier lediglich notdürftig Hilfestellung leisten, *das ist alles.* Für den tönenden Tierkreis gibt es *keine* adäquaten Tonnamen, ebensowenig wie für die zwölf Tasten unseres gleichschwebend temperierten Klaviers.[49] Man kann dies nicht eindringlich genug ins Bewußtsein rufen.

Besitzen wir nun irgendwo eine in unserem Tonsystem gegebene Tatsache, von der wir ausgehen können, um von einem bestimmten Ton aus eine ,,Brücke" zu einem bestimmten Tierkreisort zu schlagen? Wir haben eine solche einwandfreie, tonsystemliche Tatsache und zwar in Gestalt des Tones D. Ton D nimmt innerhalb der diatonischen Siebenheit, ja innerhalb unserer gesamten Tonvielfalt von Feses bis Hisis eine *einzigartige* Stellung ein: er ist ihr *symmetrischer* Mittelpunkt.

F – C – G – (D) – A – E – H

Nun wird die Symmetrie innerhalb des Tierkreises von einem ganz bestimmten Tierkreisort verwaltet und zwar sind dies nach Rudolf Steiner die ,,Zwillinge"[50]. Von Ton D aus schlägt sich damit eine ,,Brücke" zu den ,,Zwillingen". Ordnen wir die übrigen Töne, als ,,Brückenschläger" zum Tierkreis, dem obigen Beispiel folgend, in Quintschritten an, dann ergibt sich von Ton D aus nachstehendes Resultat:

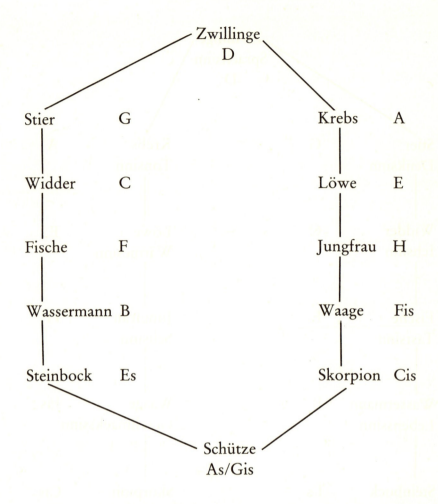

Fügen wir die Tierkreisbilder, Sinnesbezirke und Töne in einem Gesamttableau zusammen, so erhalten wir das folgende, wobei wir darauf hinweisen möchten, daß Rudolf Steiners Sinnesanordnung unsere Tonordnung an einem wesentlichen, vielleicht sogar heikelstem Punkte deutlich bestätigt (Schütze – Gleichgewichtssinn – As/Gis!):

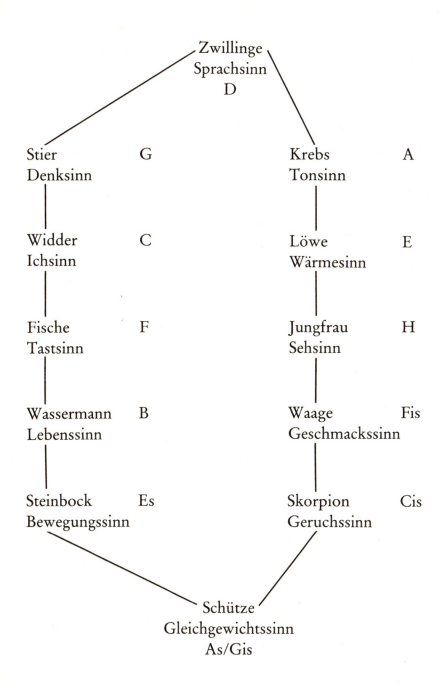

Rückschauend und zusammenfassend können wir also sagen:

Indem wir zu Beginn Ton C als Grundton für die sieben großen Intervalle als „Tore" zu den Lebensprozessen wählten, haben wir mit Ton C demnach das „Sinnestor" zum *Ichsinn* gefunden und damit eine „Brücke" zum Tierkreisort *„Widder"* geschlagen.

Es zeigt sich nun nach vorstehendem Gesamttableau der Sinne, Tierkreiszeichen und Töne, welcher Ton jeweils als Ausgangston gewählt werden muß, um das betreffende „Sinnestor" zum entsprechenden Sinnesbezirk zu haben und eine „Brücke" zum jeweiligen Tierkreisort. Auf diesen Tönen, in ihrer Eigenschaft als Grundtöne, wären dann die von uns angegebenen großen Intervalle aufzubauen und auf beschriebene Weise in Bewegung zu bringen, um die geheime „Melodie" im durchgehaltenen Ton des betreffenden „Sinnestores" aufzuwecken und derart jeden einzelnen Bezirk unserer Sinnesorganisation siebenfach mit in sich bewegtem Leben zu durchströmen.[51]

Abschließend darf der sicheren Hoffnung Ausdruck gegeben werden, daß unsere hier dargelegten Gedanken zu den „Lebensprozessen" – einschließlich der von uns schon früher dargelegten, hier mit eingeflochtenen Ausführungen zu den „inneren Bewegungen" – ein wirklich tragfähiges und verläßliches *tonsystemliches Fundament* darstellen, worauf an einer im Sinne Rudolf Steiners geisteswissenschaftlich orientierten Musiktherapie verantwortungsbewußt in tonsystemlicher Richtung weitergebaut werden kann.

Anmerkungen

1 H. Pfrogner, „Lebendige Tonwelt. Zum Phänomen Musik", München 1976 (Verlag Langen-Müller).
2 „Lebendige Tonwelt", S. 507 ff, insbesonders S. 515 ff
3 R. Steiner, „Das Rätsel des Menschen", Dornach 1964, S. 113
4 ebendort, S. 112 ff
5 R. Steiner, „Das Tonerlebnis im Menschen", Dornach 1954, S. 24/25
6 „Lebendige Tonwelt", S. 620
7 ebendort, S. 519
8 R. Steiner, „Das Rätsel des Menschen", S. 114
9 ebendort, S. 114
10 „Lebendige Tonwelt", S. 512 ff
11 R. Steiner, „Der Mensch im Lichte von Okkultismus, Theosophie und Philosophie", Dornach 1956, S. 156 ff
12 „Lebendige Tonwelt", S. 515 sowie Notenbeispiele, S. 521 ff
13 R. Steiner, „Geisteswissenschaftliche Gesichtspunkte zur Therapie", Dornach 1941, S. 101
14 R. Steiner, „In geänderter Zeitlage – Die soziale Grundforderung unserer Zeit", Dornach 1963, S. 117
15 R. Steiner, „Das Rätsel des Menschen", S. 114
16 ebendort, S. 115
17 ebendort, S. 115
18 ebendort, S. 115
19 ebendort, S. 114
20 „Lebendige Tonwelt", S. 241 ff
21 R. Steiner, „Das Tonerlebnis im Menschen", S. 25/26
22 R. Steiner, „Okkulte Physiologie", Dornach 1957, S. 104
23 ebendort, S. 105
24 ebendort, S. 107

25 R. Steiner, „Das Rätsel des Menschen", S. 254 ff
26 ebendort, S. 258. Unter „Generation" versteht Rudolf Steiner die „äußere, physische Fortpflanzungsmöglichkeit" (S. 257)
27 ebendort, S. 256
28 ebendort, S. 115/116
29 R. Steiner, „Der Mensch im Lichte von Okkultismus, Theosophie und Philosophie", S. 158
30 „Lebendige Tonwelt", S. 515
31 ebendort, S. 260
32 ebendort, S. 261
33 R. Steiner, „Das Rätsel des Menschen", S. 115
34 ebendort, S. 112
35 ebendort, S. 113
36 ebendort, S. 116
37 ebendort, S. 116
38 ebendort, S. 116
39 „Lebendige Tonwelt", S. 351, 363
40 R. Steiner, „Das Rätsel des Menschen", S. 116
41 ebendort, S. 113, 115
42 „Lebendige Tonwelt", S. 277
43 ebendort, S. 616
44 R. Steiner, „Das Rätsel des Menschen", S. 116
45 ebendort, S. 127/128
46 R. Steiner, Vortrag v. 8. Mai 1907
47 R. Steiner, „Die Geheimnisse der Sonne und des dreigeteilten Menschen", Dornach 1940, 2. Vortrag v. 25. August 1918. Vgl. dazu Hendrik Knobel: „Zur Sinneslehre Rudolf Steiners" in Nachrichten der Rudolf Steiner-Nachlaßverwaltung Nr. 14, Dornach, Michaeli 1965, insbesonders zur abweichenden Sinnesanordnung in Rudolf Steiners „Die Geheimnisse der Sonne". Doch glauben wir in unserem Zusammenhang, nämlich in Hinblick auf die Lebensprozesse, mit Rücksicht auf die Einheitlichkeit der Aspekte, an der Sinnesanordnung in Rudolf Steiners „Das Rätsel des Menschen" festhalten zu sollen.

⁴⁸ R. Steiner, ,,Das Rätsel des Menschen", S. 252
⁴⁹ ,,Lebendige Tonwelt", S. 353
⁵⁰ R. Steiner, ,,Der Mensch im Lichte von Okkultismus, Theosophie und Philosophie", S. 93
⁵¹ Die erste Anregung, sich den ,,Lebensprozessen" zuzuwenden, empfing der Verfasser durch den Arzt Dr. K. König im Herbst 1963, nach der Erarbeitung der Bezugsintervalle zu den ,,inneren Bewegungen" im Frühjahr 1962. Die sieben ,,Tore" zu den ,,Lebensprozessen" wurden dann den beiden Ärzten Dr. K. König und Dr. H. H. Engel im Rahmen einer musiktherapeutischen Arbeitstagung in ,,Christophorus", Bosch en Duin, Holland, zu Ostern 1964 erstmals vorgeführt. Nach dem ,,In Bewegung bringen" der sieben großen diatonischen Intervalle erfolgte die Entdeckung der ,,Melodie im Ton", sieben Jahre seit Arbeitsbeginn, im Januar 1970. Abermals sieben Jahre später erfolgte sodann im Juli 1977 die vorliegende endgültige Niederschrift innerhalb einer Woche, beginnend mit dem 7. 7. 77.

Wichtig zur ergänzenden Lektüre:

Hermann Pfrogner
LEBENDIGE TONWELT

Zum Phänomen Musik

680 Seiten mit zahlreichen Notenbeispielen, Tabellen, Skizzen usw. Ganzleinen

Aus den Besprechungen:

„Zusammenfassend darf gesagt werden, daß mit Hermann Pfrogners Buch ein Dokumentarwerk vorliegt, das zukunftweisend ist . . . Es ist ein Jahrhundertwerk, das in seiner Tiefe und Reichweite gleichrangig neben den Hauptschöpfungen der großen Philosophen und Musiktheoretiker steht, die Hermann Pfrogner als Kronzeugen seiner humanitären Musikidee in seinem Buch zu Worte kommen läßt."
Alfons Ott
Neue Musikzeitung, Regensburg
April/Mai 1976

„Einen gewaltigen Markstein auf diesem Wege stellt das soeben erschienene Buch von Prof. Dr. Hermann Pfrogner, LEBENDIGE TONWELT, dar. Die tausendfältigen Strömungen der Musik . . . wirken in dieses Werk hinein und werden mit den Gedanken Rudolf Steiners verbunden. Hermann Pfrogner fühlt sich in seinen Darstellungen – wie er im Vorwort schreibt – zwei Gewährsmännern verpflichtet: auf musikwissenschaftlichem Gebiet Jacques Samuel Handschin, auf geisteswissenschaftlichem Gebiet Rudolf Steiner."
Christoph Peter
„Das Goetheanum", Dornach
vom 25. 1. 1976